神农本草经

大字诵读版

中国健康传媒集团

中国医药科技出版社

内 容 提 要

《神农本草经》是我国现存最早的中药学经典著作。全书分为三卷，书中收载了药物365种，包含植物药252种，动物药67种，矿物药46种。分为上、中、下三品，上品120种为君，主养命，无毒，多服久服不伤人，如人参、灵芝；中品120种为臣，主养性，无毒或有毒，斟酌服用，如知母、丹参；下品125种为佐使，主治病，多有毒，不可久服，如巴豆、大黄。适合中医工作者、中药工作者、中医爱好者参考阅读。

图书在版编目（CIP）数据

神农本草经：大字诵读版/佚名撰.—北京：中国医药科技出版社，2018.2
（2025.2重印）

（中医十大经典系列）

ISBN 978-7-5067-9803-7

Ⅰ．①神… Ⅱ．①佚… Ⅲ．①《神农本草经》 Ⅳ．① R281.2

中国版本图书馆 CIP 数据核字（2017）第 295198 号

美术编辑 陈君杞
版式设计 也 在

出版 **中国健康传媒集团** | 中国医药科技出版社
地址 北京市海淀区文慧园北路甲 22 号
邮编 100082
电话 发行：010—62227427 邮购：010—62236938
网址 www.cmstp.com
规格 710×1000mm $\frac{1}{16}$
印张 5 $\frac{1}{2}$
字数 55 千字
版次 2018 年 2 月第 1 版
印次 2025 年 2 月第 8 次印刷
印刷 大厂回族自治县彩虹印刷有限公司
经销 全国各地新华书店
书号 ISBN 978-7-5067-9803-7
定价 10.00 元

获取新书信息、投稿、
为图书纠错，请扫码
联系我们。

出版者的话

现代著名中医学家任应秋教授认为中医经典是研习中医学术的必读古籍，经典一部，胜杂书万本。从名老中医成才之路可以发现一个规律：中医的学习，若想有所成，不可跳过中医十大经典书籍学习的环节，而任应秋教授认为，中医十大经典包括：《黄帝内经·素问》（以下简称《素问》）《黄帝内经·灵枢》（以下简称《灵枢》）《难经》《神农本草经》《伤寒论》《金匮要略》《华氏中藏经》《针灸甲乙经》《脉经》《黄帝内经太素》（以下简称《太素》）。

《素问》与《灵枢》合称《黄帝内经》，是我国现存最早的医学经典，确立了中医理论体系的基本内容，奠定了中医学发展的理论基础和学术体系；《难经》也是我国现存较早的医学经典之一，其采用问答的方式探讨和论述了中医学脉诊、经络、脏腑、病因、腧穴、针刺等理论问题，丰富和充实了《黄帝内经》；《神农本草经》构建了一个完整而严密的药物学体系，奠定了我国古代药物学的基础；《伤寒论》与《金匮要略》提出了辨证论治和方药配伍的基本原则，成为我国最早系统论述外感与杂病的专著；《华氏中藏经》发展丰富了脏腑学说；《针灸甲乙经》为我国现存最早的针灸学专著；《脉经》对诊脉方法、脉学理论及脉诊临床意义作出了统一规范和明确阐释;《太素》为首部分类编纂整理、研究注解《黄帝内经》的著作。以上10部经典,构成了中医药学的基石,对后世中医药学的发展产生了巨大的影响。

《素问》以明顾从德翻刻宋本的影印本为底本,以清四库全书本(简称四库本)、1963年人民卫生出版社铅印本为校本进行互校。《灵枢》以明赵府居敬堂刻本为底本,2005年商务印书馆影印本(简称四库本)为校本进行互校。《难经》以1956年商务印书馆出版的《难经本义》作为底本,以明本《难经》及《古本难经阐注》《难经疏证》等注本为校本进行互校。《神农本草经》以日本森立之本为底本,以尚志钧辑校的《神农本草经校点》、马继兴辑校的《神农本草经辑注》为校本进行互校。《伤寒论》以明赵开美刻本为底本,以中国中医科学院所藏宋本《伤寒论》、1991年人民卫生出版社出版的《伤寒论校注》为校本进行互校。《金匮要略》以邓珍本仿宋刻本为底本,并参考明万历赵开美本及涵芬楼藏明刊本进行整理校对。《华氏中藏经》以宛委别藏清抄本为底本,以中国中医科学院图书馆馆藏日本宽保二年壬戌(1742)浪华书林刻本为校本进行互校。《针灸甲乙经》以1956年人民卫生出版社出版的明《医统正脉》影印本为底本,以四库全书影印本等校本进行互校。《脉经》以日本东洋医学善本丛书"影宋版《脉经》"为底本,以元天历广勤书堂刻本及明成化苏州毕玉刻本为校本进行互校。《太素》以1981年日本东洋医学会影印仁和寺原抄二十五卷本为底本,以中国中医科究院日本盛文堂刻本节选影印本及1965年刘衡如点校本为校本进行互校。

本次整理,若底本与校本有文字互异处,则择善而从。具体原则如下。

1.全书加用标点符号，采用简体横排。底本中繁体字、异体字径改为简化字，古字以今字律齐，方位词左、右改为下、上。

2.凡底本、校本中明显的错字、讹字、避讳字，或笔画略有舛误，经核实无误后予以径改，不再出注。

3.凡底本、校本不一致的情况，据文义酌情理校。

4.凡底本中阙佚之文，均以"□"标示，每个"□"表示一个汉字，遇佚文字数不详者，以"……"表示。

5.书中中医专用名词规范为目前通用名称。如"藏府"改为"脏腑"，"白芨"改为"白及"，"旋复花"改为"旋覆花"等。

6.凡入药成分涉及国家禁猎和保护动物的（如犀角、虎骨等），为保持古籍原貌，原则上不改。但在临床运用时，应使用相关的代用品。

恐书中难免有疏漏之处，敬祈同仁惠予教正，是为至盼。

中国医药科技出版社

2017 年 11 月

丹波序

　　医经从来鲜有古本，至《本草经》而极矣。盖《素》《灵》《难经》及仲景书，俱有宋人所校。如《本草经》，则自陶隐居为之《集注》，而苏长史续有《新修》之撰，而后转辗附益非一。而旧经之文，竟并合于诸家书中，无复专本之能传于后矣，赭鞭之事，邈乎远矣。要是往圣识识相因之遗言，则后之讲药性之理者，舍此将何从焉？但其转辗附益之非一，朱墨之相错，文字讹脱，亦复在所不免，此岂可听其沿革而不知所以考订之也耶？明庐不远有见于斯，摘录为编，以收入于《医种子》中。然不远本无学识，徒采之李氏《纲目》，纰缪百出，何有于古本乎？嘉庆中孙伯渊及凤卿有辑校本，颇称精善，然其叙次犹据李氏，而其名目亦或私意更改，且以序例退置编末，附以药对、诸药佐使，如此之类，均不免杜撰，顾彼土唐以上旧帙之存者不似。

　　皇国之多，文献无征，仍所以有此陋也欤。福山医员森立夫，才敏力学，枕葄此经，盖亦有年，近日征之唐以上旧帙，恍然悟古本之叙次，因又推而是正朱墨混淆者，参互审勘，务复隐居所睹之旧，录成清本，刊印传布之。盖《本草经》旧本面目，于是乎始显白于世。使后之讲药性者，人人得津逮于此，则立夫之功，不亦伟欤。立夫更著《本草经》考注若干卷，考证极密。

余将怂恿其成，以俾与此本并行云。

嘉永七年岁在阏逢摄提格五月壬子江户侍医尚药兼医学教谕

丹波元坚撰

重辑序

　　夫医之有《本草》，犹学者之有《说文》也；药性之有良毒，犹篆文之有六书也。未有不辨药性而能为医者，亦未有不知篆文而能为字者也。余从幼注意于本草学，日夜研究殆三十年矣，每叹近世以本草为家者，大抵奉李氏《纲目》以为圭臬，不知古本草之为何物，则其弊有不可胜道者焉。余尝窃欲复古本草之旧，仍取《证类本草》读之，而始知《纲目》之杜撰妄改不足据矣。再校以《新修本草》，而又知《证类》之已经宋人修改不足信也。更以真本《千金方》，及皇国《医心方》《太平御览》所引校之，而知苏敬时校改亦复不少也。于是反复校雠，而后白黑二文始得复陶氏之旧，而后神农之经，可因以窥其全貌焉。遂就中采摭白字，辑为四卷。

　　考经名以本草者，盖谓药物以草为本。故《说文解字》云："药，治病草也。"《吕氏春秋·孟夏纪》云："是月也，聚蓄百药。"高诱注："是月，阳气极，百草成，故聚积也。"百药即是为百草所成，则可见药物以草为本也，明矣。其玉石、鸟兽、虫鱼属亦谓之药，则六书转注之义。《本经》记药品每称几种，亦与此一例。《本草》释云："药之众者，莫过于草。故举多者，言之本草。"惟宗时俊《医家千字文》引。韩保昇云："按药有玉石、草木、虫兽，而直云'本草'者，为诸药中草类最众也。"《证类本草》引。

此说是也。

其冠以"神农"二字者，犹《内经》冠以"黄帝"二字，未始出神农氏也。陶氏《本草经》序云："轩辕以前，文字未传，如六爻指垂画像，稼穑即事成迹。至于药性所主，当识识相因，不尔者，何由得闻？至桐雷乃著在于篇简。此书应与《素问》同类，但后人多更修饬之尔。"掌禹锡等云："盖上世未著文字，师学相传，谓之本草。两汉以来，名医甚多，张机、华佗辈，始因古学，附以新说，通为编述，《本草》由是见于经录，此说是也。"按《帝王世纪》云："炎帝神农氏，尝味草木，宜药疗疾，救夭伤之命，百姓日用而不知，著《本草》四卷。"自此言始出，学者习见，以为《本草》神农所作，而或疑以禹余粮、胡麻为后人所增，殊不知虽白字经文未详成于何时，然以黑字已出，吴普、李当之辈推之，则其迢出于西汉以前可寻也，则其有禹余粮、胡麻，乃与《灵枢》有十二水名同例，复奚疑乎？

其书《汉志》不著录，唯《平帝纪·郊祀志》及《楼护传》并有本草之目，盖本草汉时方术之士专修之，所以汉书每连言方术、本草也。其谓上古无为，莫有疾病，纵有微恙，不至沉痼，故云上药养命、中药养性、下药治病，是固神农家古义。孙真人云："古者日长，药在土下，自养经久，气味真实，百姓少欲，禀气忠信，感病轻微，易为医疗。"此之谓也。其上、中二品中多有轻身延年之语者，盖谓此诸药，便为益气通脉之物，多服之，则耳目聪明、九窍通畅，久服乃至轻身延年也。

如古本草分类次序，以玉石为第一，次之以草木，次之以虫兽，次之以果菜，次之以米食。凡药以远于常食者为尊，故置之最初，以人常食者为卑，故置之最后，其尊卑等级乃与《素问·上古天真论》所称"真人、至人、圣人、贤人"次第正同。《医心方》引《养生要集》云："郗悟《千金》载此文，悟作悟论服药云：'夫欲服食，当寻性理所宜，审冷热之适，不可见彼得力，我便服之。初御药，先草次木次石，将药之大较，所谓精粗相代，阶粗以至精者也'。"可以证矣。

其卷数，《隋志》有《神农本草经》三卷旧、新唐志并同；又有《神农本草》四卷，雷公集注；《本草经》四卷，蔡英撰；《本草钞》四卷。《帝王世纪》云："炎帝神农氏著《本草》四卷。"《抱朴子》亦引《神农》四经，陶氏序云："今之所存，有此四卷，是其本经。"而《嘉祐本草》掌禹锡云："唐本亦作四卷。"韩保昇亦云："《神农本草》上、中、下并序录，合四卷。"然则陶氏以前本经正文必是四卷。据上药本上经、中药本中经、下药本下经之文，则三品三卷，并序录为四卷，宜如保昇所言也。而掌禹锡乃云："四字当做三，传写之误也。"何则？按梁《七录》云："《神农本草》三卷。"又据今《本经》陶序后朱书云："《本草经》卷上、卷中、卷下，卷上注云：'序药性之源本，论病名之形诊。'卷中云：'玉石、草木三品。'卷下云：'虫兽、果菜、米食三品。'"即不云三卷外别有序录。明知韩保昇所云，又据误本，妄生曲说。今当从三卷为正，此说非是。何以知然？陶序后有云："右三卷其中下两卷，药合七百三十种。"据此则知陶所云"三卷"者，即唐宋诸类书等所引《本草经》朱墨混杂者。而《梁录》《隋志》所称《神农本草经》三卷，盖斥是也。若陶氏以前本，则必是四卷，非三卷也。而《纲目》序例，载《本草经》上药百二十品、中药百二十品、下药百二十五品目录。明·卢复《医种子》本依之，妄意条析，以充《本经》三卷之数，则潜妄不足据矣。清·孙星衍所辑《神农本经》三卷，考证颇精，然其体式，一依《证类》，此亦未足据也。今复古体，以序录为一卷，上药为一卷，中药为一卷，下药为一卷，凡四卷。

至于每卷各药次序，更不可问，但《证类》陶序后，引唐本注云"岂使草木同品，虫兽共条，披览既难，图绘非易"，据此则知苏敬以前陶氏七卷本，必是草木同品、虫兽共条矣。今据《真本千金方》及《医心方》所载七情条例，以草木混同、虫兽合并；如其无七情药，则依见存旧钞《新修本草》次序以补之。《新修》所缺则又依《本草和名》以足之。《本草和名》部分及药名次序，本之《新修本草》，故今复依之。

每条体例，一依《太平御览》，药名下直列一名，《证类本草》黑字鸬鹚屎，一名蜀水花，《新修本草》同，此特与《御览》合，据此则今本以一名置条末者，系苏敬所改。此条偶未历校改，足观旧本面目也。次举气味，干漆及白头翁条，气味下有"无毒"二白字，《御览》白头翁下亦有此二字，因考。每条有毒、无毒等语，原是白字，今此二条，白字无毒，黑字有毒，仅存古色，且《御览》及《嘉祐》，往往引吴氏载《神农》无毒等语，则无毒、有毒等字，盖《本经》既有之，《别录》亦有，陶朱墨杂书时，其相同者，皆从墨字例。但此二条，《本经》无毒，《别录》有毒，故不得不朱墨两书。《开宝》重定时，依此亦白黑两书也。可知《御览》撰修时，此二字已朱书也。然《御览》无毒、有毒等字，或有或无，殆不一定，今不得悉依此以补订，姑录俟考。次记出处，《御览》气味下每有"生山谷"等语，必是朱书原文。主治末亦有"生太山"等字，必是墨书原文。苏敬《新修》时，一变此体，直于主治下，记"生太山山谷"等语。《开宝》以后，全仿此体，古色不可见。今依《御览》补"生山谷"等字。陶氏以前之旧面，盖如此矣。但朱书原文，或有已经后人掺入者。《尔雅》释文引《本草》云："苦菜生益州川谷。"《名医别录》云："生山陵道旁。"是似"益州"二字，本经朱字已有之。而《颜氏家训》云："《本草》，神农所述，而有豫章朱崖等郡县名，皆由后人所掺，非本文也。"然则陆氏所见七卷《本草》，已为掺入本，未必仿于苏敬时也。次录主治，今本白字中亦似间有错入黑字者，滑石、车前子、石韦、瞿麦、发髲、燕矢、斑蝥、贝子、冬葵子条，并有"癃"字。石胆、石龙刍、石龙子、桑螵蛸、马刀条，并有"淋"字。石蚕条，"癃""淋"并称之类是也。今不可分别，以备后日参考耳。经文一从《证类本草》，是为《开宝》以来摹刻所传，尤可据也。其白黑分书，《大观》《政和》二本，互有出入。

及皇国所传各种古籍，唐宋诸类书所引，异同不少。亦皆一一校勘，别作考异，以附于后。但恐寡闻浅见，不免遗漏，以俟识者补订耳。

嘉永七年甲寅正月福山森立之书于员山温知药室中

序　录

上药一百二十种为君，主养命，以应天。无毒，多服久服不伤人。欲轻身益气不老延年者，本上经。

中药一百二十种为臣，主养性，以应人。无毒有毒，斟酌其宜。欲遏病补虚羸者，本中经。

下药一百二十五种为佐使，主治病，以应地。多毒，不可久服。欲除寒热邪气、破积聚愈疾者，本下经。

药有君臣佐使，以相宣摄，合和宜用一君二臣五佐，又可一君三臣九佐。

药有阴阳配合，子母兄弟，根茎花实，草石骨肉。有单行者，有相须者，有相使者，有相畏者，有相恶者，有相反者，有相杀者，凡此七情，合和视之。当用相须、相使者良，勿用相恶、相反者。若有毒宜制，可用相畏、相杀者，不尔勿用也。

药有酸咸甘苦辛五味，又有寒热温凉四气，及有毒无毒、阴干暴干、采治时月、生熟、土地所出、真伪陈新，并各有法。

药有宜丸者，宜散者，宜水煮者，宜酒渍者，宜膏煎者，亦有一物兼宜者，亦有不可入汤酒者，并随药性，不得违越。

欲治病，先察其源，候其病机。五脏未虚，六腑未竭，血脉未乱，精神未散，服药必活。若病已成，可得半愈，病势已过，命将难全。

若用毒药疗病，先起如黍粟，病去既止，不去倍之，不去十之，取去为度。

治寒以热药，治热以寒药，饮食不消以吐下药，鬼注蛊毒以毒药，痈肿疮瘤以疮药，风湿以风湿药，各随其所宜。

病在胸膈以上者，先食后服药；病在心腹以下者，先服药而后食。病在四肢血脉者，宜空腹而在旦；病在骨髓者，宜饱满而在夜。

夫大病之主，有中风伤寒、寒热温疟、中恶霍乱、大腹水肿、肠澼下利、大小便不通、奔豚上气、咳逆呕吐、黄疸消渴、恶饮癖食、坚积癥瘕、惊邪癫痫、鬼注、喉痹齿痛、耳聋目盲、金创踒折、痈肿恶疮、痔瘘瘿瘤，男子五劳七伤、虚乏羸瘦，女子带下崩中、血闭阴蚀，虫蛇蛊毒所伤。此大略宗兆，其间变动枝叶，各宜依端绪以取之。

目 录

卷 上

卷 中

卷　下

卷　上

玉　泉

一名玉札。味甘平，生山谷。治五脏百病，柔筋强骨，安魂魄，长肌肉，益气。久服耐寒暑，不饥渴，不老神仙，人临死服五斤，死三年色不变。

丹　砂

味甘微寒，生山谷。治身体五脏百病，养精神，安魂魄，益气明目，杀精魅邪恶气。久服通神明不老。能化为汞。

水　银

味辛寒，生平土。治疥瘙痂疡白秃，杀皮肤中虫虱，堕胎，除热，杀金银铜锡毒。熔化还复为丹。久服神仙不死。

空　青

味甘寒，生山谷。治青盲耳聋，明目，利九窍，通血脉，养精神。久服轻身延年不老。能化铜铁铅锡作金。

曾　青

味酸小寒，生山谷。治目痛，止泪出，风痹，利关节，通九窍，破癥坚积聚。久服轻身，不老。能化金铜。

白　青

味甘平，生山谷。明目，利九窍，耳聋，心下邪气，令人吐，杀诸毒三虫。久服通神明，轻身，延年不老。

扁　青

味甘平，生山谷。治目痛，明目，折跌痈肿，金疮不瘳，破积聚，解毒气，利精神。久服轻身，不老。

石　胆

一名毕石。味酸寒，生山谷。明目，目痛，金疮，诸痫痉，女子阴蚀痛，石淋寒热，崩中下血，诸邪毒气，令人有子。炼饵服之不老，久服增寿神仙。能化铁为铜，成金银。

云　母

一名云珠，一名云华，一名云英，一名云液，一名云砂，一名磷石。味甘平，生山谷。治身皮死肌，中风寒热如在车船上，除邪气，安五脏，益子精，明目。久服轻身，延年。

朴　硝

味苦寒，生山谷。治百病，除寒热邪气，逐六腑积聚，结固留癖，能化七十二种石。炼饵服之，轻身，神仙。

硝　石

一名芒硝。味苦寒，生山谷。治五脏积热，胃胀闭，涤去蓄结饮食，推陈致新，除邪气。炼之如膏，久服轻身。

矾　石

一名羽碨。味酸寒，生山谷。治寒热泄利，白沃阴蚀，恶疮目痛，坚骨齿。炼饵服之，轻身，不老增年。

滑　石

味甘寒，生山谷。治身热泄澼，女子乳难，癃闭，利小便，荡胃中积聚寒热，益精气。久服轻身，耐饥，长年。

紫　石　英

味甘温，生山谷。治心腹咳逆邪气，补不足，女子风寒在子宫，绝孕十年无子。久服温中，轻身，延年。

白　石　英

味甘微温，生山谷。治消渴，阴痿不足，咳逆，胸膈间久寒，益气，除风湿痹。久服轻身，长年。

青石、赤石、黄石、白石、黑石脂等

味甘平，生山谷。治黄疸，泄利，肠澼脓血，阴蚀下血赤白，邪气痈肿，疽痔恶疮，头疡疥瘙。久服补髓，益气，肥健，不饥，轻身，延年。五石脂各随五色补五脏。

太一禹余粮

一名石脑。味甘平，生山谷。治咳逆上气，癥瘕，血闭漏下，除邪气。久服耐寒暑，不饥，轻身，飞行千里，神仙。

禹余粮

味甘寒，生池泽。治咳逆，寒热烦满，下利赤白，血闭癥瘕大热。炼饵服之，不饥轻身延年。

青芝

一名龙芝。味酸平，生山谷。明目，补肝气，安精魂，仁恕。久食轻身，不老延年，神仙。

赤芝

一名丹芝。味苦平，生山谷。治胸中结，益心气，补中，增智慧，不忘。久食轻身，不老延年，神仙。

黄芝

一名金芝。味甘平，生山谷。治心腹五邪，益脾气，安神，忠信和乐。久食轻身，不老延年，神仙。

白芝

一名玉芝。味辛平，生山谷。治咳逆上气，益肺气，通利口鼻，强志意，勇悍，安魄。久食轻身，不老延年，神仙。

黑　芝

一名玄芝。味咸平，生山谷。治癃，利水道，益肾气，通九窍，聪察。久食轻身，不老延年，神仙。

紫　芝

一名木芝。味甘温，生山谷。治耳聋，利关节，保神，益精气，坚筋骨，好颜色。久服轻身，不老延年，神仙。

赤　箭

一名离母，一名鬼督邮。味辛温，生川谷。杀鬼精物，治蛊毒恶气。久服益气力，长服肥健，轻身，增年。

茯　苓

一名伏菟。味甘平，生山谷。治胸胁逆气，忧恚，惊邪，恐悸，心下结痛，寒热，烦满，咳逆，止口焦舌干，利小便。久服安魂魄，养神，不饥，延年。

松　脂

一名松膏，一名松肪。味苦温，生山谷。治痈疽恶疮，头疡白秃，疥瘙风气，安五脏，除热。久服轻身，不老延年。

柏　实

味甘平，生山谷。治惊悸，安五脏，益气，除风湿痹。久服令人润泽美色，耳目聪明，不饥，不老，轻身，延年。

菌 桂

味辛温，生山谷。治百疾，养精神，和颜色，为诸药先娉通使。久服轻身，不老，面生光华媚好，常如童子。

牡 桂

味辛温，生山谷。治上气咳逆，结气，喉痹，吐吸，利关节，补中益气。久服通神，轻身，不老。

天 门 冬

一名颠勒。味苦平，生山谷。治诸暴风湿偏痹，强骨髓，杀三虫，去伏尸。久服轻身，益气延年。

麦 门 冬

味甘平，生川谷。治心腹结气，伤中伤饱，胃络脉绝，羸瘦短气。久服轻身，不老，不饥。

术

一名山蓟。味苦温，生山谷。治风寒湿痹，死肌、痉、疸，止汗，除热，消食，作煎饵。久服轻身，延年，不饥。

女 萎

味甘平，生川谷。治中风暴热，不能动摇，跌筋结肉，诸不足，去面黑䵟，好颜色，润泽。久服轻身，不老。

干 地 黄

一名地髓。味甘寒，生川泽。治折跌绝筋、伤中，逐血痹，填骨髓，长肌肉。作汤，除寒热积聚，除痹，生者尤良。久服轻身，不老。

菖 蒲

一名昌阳。味辛温，生池泽。治风寒湿痹，咳逆上气，开心孔，补五脏，通九窍，明耳目，出音声。久服轻身，不忘，不迷惑，延年。

远 志

一名棘菀，一名葽绕，一名细草。味苦温，生川谷。治咳逆伤中，补不足，除邪气，利九窍，益智慧，耳目聪明，不忘，强志，倍力。久服轻身，不老。叶名小草。

泽 泻

一名水泻，一名芒芋，一名鹄泻。味甘寒，生池泽。治风寒湿痹，乳难，消水，养五脏，益气力，肥健。久服耳目聪明，不饥，延年，轻身，面生光，能行水上。

薯 蓣

一名山芋。味甘温，生山谷。治伤中，补虚羸，除寒热邪气，补中，益气力，长肌肉。久服耳目聪明，轻身，不饥，延年。

菊　花

一名节华。味苦平，生川泽。治风头，头眩肿痛，目欲脱，泪出，皮肤死肌，恶风湿痹。久服利血气，轻身，耐老延年。

甘　草

味甘平，生川谷。治五脏六腑寒热邪气，坚筋骨，长肌肉，倍力，金创，尰，解毒。久服轻身，延年。

人　参

一名人衔，一名鬼盖。味甘微寒，生山谷。补五脏，安精神，定魂魄，止惊悸，除邪气，明目，开心益智。久服轻身延年。

石　斛

一名林兰。味甘平，生山谷。治伤中，除痹下气，补五脏虚劳羸瘦，强阴。久服厚肠胃，轻身，延年。

石 龙 芮

一名鲁果能，一名地椹。味苦平，生川泽。治风寒湿痹，心腹邪气，利关节，止烦满。久服轻身，明目，不老。

石 龙 刍

一名龙须，一名续断。味苦微寒，生山谷。治心腹邪气，小便不利，淋闭，风湿，鬼注，恶毒。久服补虚羸，轻身，耳目聪明，延年。

落 石

一名石鲮。味苦温,生川谷。治风热,死肌,痈伤,口干舌焦,痈肿不消,喉舌肿,水浆不下。久服轻身,明目,润泽,好颜色,不老延年。

王不留行

味苦平,生山谷。治金创,止血逐痛,出刺,除风痹内寒。久服轻身耐老增寿。

蓝 实

味苦寒,生平泽。解诸毒,杀蛊蚑注鬼螫毒。久服头不白,轻身。

景 天

一名戒火,一名慎火。味苦平,生川谷。治大热,火疮,身热烦,邪恶气。花:治女人漏下赤白,轻身,明目。

龙 胆

一名陵游。味苦寒,生山谷。治骨间寒热,惊痫邪气,续绝伤,定五脏,杀蛊毒。久服益智,不忘,轻身,耐老。

牛 膝

一名百倍。味苦平,生川谷。治寒湿痿痹,四肢拘挛,膝痛不可屈伸,逐血气,伤热,火烂,堕胎。久服轻身,耐老。

杜　仲

一名思仙。味辛平，生山谷。治腰脊痛，补中，益精气，坚筋骨，强志，除阴下痒湿，小便余沥。久服轻身，耐老。

干　漆

味辛温，无毒，生川谷。治绝伤，补中，续筋骨，填髓脑，安五脏，五缓六急，风寒湿痹。生漆，去长虫。久服轻身，耐老。

卷　柏

一名万岁。味辛温，生山谷。治五脏邪气，女子阴中寒热痛，癥瘕，血闭，绝子。久服轻身，和颜色。

细　辛

一名小辛。味辛温，生山谷。治咳逆，头痛脑动，百节拘挛，风湿痹痛，死肌，明目，利九窍。久服轻身，长年。

独　活

一名羌活，一名羌青，一名护羌使者。味苦平，生川谷。治风寒所击，金创，止痛，奔豚，痫痓，女子疝瘕。久服轻身，耐老。

升　麻

一名周麻。味甘平，生山谷。解百毒，杀百精老物殃鬼，辟瘟疫瘴邪蛊毒。久服不夭，轻身长年。

柴　胡

一名地薰。味苦平，生川谷。治心腹肠胃中结气，饮食积聚，寒热邪气，推陈致新。久服轻身，明目，益精。

房　葵

一名梨盖，味辛寒，生川谷。治疝瘕，肠泄，膀胱热结，溺不下，咳逆，温疟，癫痫，惊邪，狂走。久服坚骨髓，益气，轻身。

蓍　实

味苦平，生山谷。治阴痿水肿，益气，充肌肤，明目，聪慧先知。久服不饥，不老，轻身。

酸　枣

味酸平，生川泽。治心腹寒热邪结气，四肢酸疼湿痹。久服安五脏，轻身，延年。

槐　实

味苦寒，生平泽。治五内邪气热，止涎唾，补绝伤，治五痔，火疮，妇人乳瘕，子脏急痛。

枸　杞

一名杞根，一名地骨，一名苟忌，一名地辅。味苦寒，生平泽。治五内邪气，热中，消渴，周痹，久服坚筋骨，轻身，耐老。

橘　柚

一名橘皮。味辛温，生川谷。治胸中瘕热气，利水谷。久服去臭，下气，通神。

菴䕡子

味苦微寒，生川谷。治五脏瘀血，腹中水气，胪胀，留热，风寒湿痹，身体诸痛。久服轻身，延年不老。

薏苡子

一名解蠡。味甘微寒，生平泽。治筋急拘挛不可屈伸，风湿痹，下气。久服轻身益气。其根下三虫。

车前子

一名当道。味甘寒，生平泽。治气癃，止痛，利水道小便，除湿痹。久服轻身，耐老。

蛇床子

一名蛇粟，一名蛇米。味苦平，生川谷。治妇人阴中肿痛，男子阴痿湿痒，除痹气，利关节，治癫痫，恶疮。久服轻身。

茵陈蒿

味苦平。治风湿寒热邪气，热结黄疸。久服轻身，益气，耐老。

漏 芦

一名野兰。味苦寒，生山谷。治皮肤热，恶疮疽痔，湿痹，下乳汁。久服轻身，益气，耳目聪明，不老延年。

菟 丝 子

一名菟芦。味辛平，生山谷。续绝伤，补不足，益气力，肥健。汁，去面䵟。久服明目，轻身，延年。

白 英

一名谷菜。味甘寒，生山谷。治寒热，八疸，消渴，补中益气。久服轻身，延年。

白 蒿

味甘平，生川泽。治五脏邪气，风寒湿痹，补中益气，长毛发令黑，疗心悬，少食常饥。久服轻身，耳目聪明，不老。

肉 苁 蓉

味甘微温，生山谷。治五劳七伤，补中，除茎中寒热痛，养五脏，强阴，益精气，多子，妇人癥瘕。久服轻身。

地 肤 子

一名地葵。味苦寒，生平泽。治膀胱热，利小便，补中益精气。久服耳目聪明，轻身，耐老。

菥蓂子

一名薪蓂，一名大蕺，一名马辛。味辛微温，生川泽。明目，目痛泪出，除痹，补五脏，益精光。久服轻身，不老。

茺蔚子

一名益母，一名益明，一名大札。味辛微温，生池泽。明目益精，除水气。久服轻身。茎：治瘾疹痒，可作浴汤。

木 香

味辛温，生山谷。治邪气，辟毒疫温鬼，强志，治淋露。久服不梦寤魇寐。

蒺 藜 子

一名旁通，一名屈人，一名止行，一名犲羽，一名升推。味苦温，生平泽。治恶血，破癥结积聚，喉痹乳难。久服长肌肉，明目，轻身。

天 名 精

一名麦句姜，一名虾蟆蓝，一名豕首。味甘寒，生川泽。治瘀血，血瘕欲死，下血，止血，利小便，除小虫，去痹，除胸中结热，止烦渴。久服轻身，耐老。

蒲 黄

味甘平，生池泽。治心腹膀胱寒热，利小便，止血消瘀血。

久服轻身，益气力，延年神仙。

香 蒲

一名睢。味甘平，生池泽。治五脏心下邪气，口中烂臭，坚齿，明目，聪耳。久服轻身，耐老。

兰 草

一名水香。味辛平，生池泽。利水道，杀蛊毒，辟不祥。久服益气，轻身，不老，通神明。

云 实

味辛温，生川谷。治泄利肠澼，杀虫蛊毒，去邪恶结气，止痛，除寒热。花：见鬼精物，多食令人狂走。久服轻身，通神明。

徐 长 卿

一名鬼督邮。味辛温，生山谷。治鬼物百精，蛊毒，疫疾，邪恶气，温疟。久服强悍轻身。

茜 根

味苦寒，生山谷，治寒湿风痹，黄疸，补中。

营 实

一名蔷薇，一名蔷麻，一名牛棘。味酸温，生川谷。治痈疽，恶疮，结肉，跌筋，败疮，热气，阴蚀不瘳，利关节。

旋　花

一名筋根花，一名金沸。味甘温，生平泽。益气，去面皯黑色，媚好。其根：味辛，治腹中寒热邪气，利小便，久服不饥，轻身。

白兔藿

一名白葛。味苦平，生山谷。治蛇虺、蜂虿、猘狗、菜、肉、蛊毒，鬼注。

青　蘘

味甘寒，生川谷。治五脏邪气，风寒湿痹，益气，补脑髓，坚筋骨。久服耳目聪明，不饥，不老，增寿。巨胜苗也。

蔓荆实

味苦微寒，生山谷。治筋骨间寒热，湿痹，拘挛，明目，坚齿，利九窍，去白虫。久服轻身，耐老。小荆实亦等。

秦　椒

味辛温，生川谷。治风邪气，温中，除寒痹，坚齿，长发，明目。久服轻身，好颜色，耐老，增年，通神。

女贞实

味苦平，生川谷。补中安脏，养精神，除百疾。久服肥健，轻身，不老。

桑上寄生

一名寄屑，一名寓木，一名宛童。味苦平，生川谷。治腰痛，小儿背强，痈肿，安胎，充肌肤，坚发齿，长须眉。其实：明目，轻身，通神。

蕤 核

味甘温，生川谷。治心腹邪结气，明目，目痛赤伤泪出。久服轻身，益气，不饥。

辛 夷

一名辛矧，一名侯桃，一名房木。味辛温，生川谷。治五脏身体寒风，风头脑痛，面鼾。久服下气，轻身，明目，增年，耐老。

木 兰

一名林兰。味苦寒，生山谷。治身有大热在皮肤中，去面热，赤疱，酒皶，恶风癫疾，阴下痒湿，明目。

榆 皮

一名零榆。味甘平，生山谷。治大小便不通，利水道，除邪气。久服轻身，不饥。其实尤良。

龙 骨

味甘平，生川谷。治心腹鬼注，精物，老魅，咳逆，泄利脓血，女子漏下，癥瘕坚结，小儿热气惊痫。龙齿：治小儿、大人惊痫癫疾狂走，心下结气，不能喘息，诸痉，杀精物。久服轻身，通神明，延年。

牛　黄

味苦平，生平泽。治惊痫，寒热，热盛狂痉，除邪逐鬼。

牛角䚡

下闭血，瘀血疼痛，女子带下血。髓：补中，填骨髓，久服增年。胆，可丸药。

麝　香

味辛温，生川谷。辟恶气，杀鬼精物，温疟，蛊毒，痫痉，去三虫。久服除邪，不梦寤魇寐。

发　髲

味苦温，生平泽。治五癃，关格，不得小便，利水道，治小儿痫、大人痉，仍自还神化。

熊　脂

味甘微寒，生山谷。治风痹不仁，筋急，五脏腹中积聚，寒热羸瘦，头疡，白秃，面皯皰。久服强志，不饥，轻身。

石　蜜

一名石饴。味甘平，生山谷。治心腹邪气，诸惊痫痉，安五脏，诸不足，益气补中，止痛解毒，除众病，和百药。久服强志，轻身，不饥，不老。

蜜 蜡

味甘微温，生山谷。治下痢脓血，补中，续绝伤，金创，益气，不饥，耐老。

蜂 子

一名蜚零。味甘平，生山谷。治风头，除蛊毒，补虚羸，伤中。久服令人光泽，好颜色，不老。大黄蜂子：治心腹胀满痛，轻身，益气。土蜂子：治痈肿。

白 胶

一名鹿角胶。味甘平。治伤中劳绝，腰痛羸瘦，补中益气，妇人血闭无子，止痛安胎。久服轻身延年。

阿 胶

一名傅致胶。味甘平，出东阿。治心腹内崩，劳极洒洒如疟状，腰腹痛，四肢酸疼，女子下血，安胎。久服轻身，益气。

丹雄鸡

味甘微温，生平泽。治女子崩中漏下，赤白沃，补虚，温中，止血，通神，杀毒，辟不祥。头：杀鬼。肪：治耳聋。鸡肠：治遗尿。肫胵里黄皮：治泄痢。矢白：治消渴，伤寒寒热。翮羽：下血闭。鸡子：除热火疮，治痫痓，可作虎魄神物。鸡白蠹：能肥脂。

雁肪

一名鹜肪。味甘平，生池泽。治风击拘急，偏枯，气不通利。久服益气不饥，轻身，耐老。

牡蛎

一名蛎蛤。味咸平，生池泽。治伤寒寒热，温疟洒洒，惊恚怒气，除拘缓，鼠瘘，女子带下赤白。久服强骨节，杀邪鬼，延年。

鲤鱼胆

味苦寒，生池泽。治目热赤痛，青盲，明目。久服强悍，益志气。

蠡鱼

一名鲖鱼。味甘寒，生池泽。治湿痹，面目浮肿，下大水。

葡萄

味甘平，生山谷。治筋骨湿痹，益气倍力，强志，令人肥健，耐饥，忍风寒。久食轻身，不老延年。可作酒。

蓬蘽

一名覆盆。味酸平，生平泽。安五脏，益精气，长阴令坚，强志，倍力，有子。久服轻身，不老。

大 枣

味甘平，生平泽。治心腹邪气，安中养脾，助十二经，平胃气，通九窍，补少气少津，身中不足，大惊，四肢重，和百药。久服轻身长年。叶：覆麻黄能出汗。

藕实茎

一名水芝丹。味甘平，生池泽。补中养神，益气力，除百疾。久服轻身，耐老，不饥，延年。

鸡头实

一名雁喙实。味甘平，生池泽。治湿痹腰脊膝痛，补中，除暴疾，益精气，强志，耳目聪明。久服轻身，不饥，耐老，神仙。

白瓜子

一名水芝。味甘平，生平泽。令人悦泽，好颜色，益气，不饥。久服轻身，耐老。

瓜 蒂

味苦寒，生平泽。治大水，身面四肢浮肿，下水，杀蛊毒，咳逆上气，食诸果不消，病在胸腹中，皆吐下之。

冬葵子

味甘寒。治五脏六腑寒热，羸瘦，五癃，利小便。久服坚骨，长肌肉，轻身，延年。

苋　实

一名马苋。味甘寒，生川泽。治青盲，明目，除邪，利大小便，去寒热。久服益气力，不饥，轻身。

苦　菜

一名荼草，一名选。味苦寒，生川谷。治五脏邪气，厌谷，胃痹。久服安心，益气，聪察，少卧，轻身，耐老。

胡　麻

一名巨胜。味甘平，生川泽。治伤中，虚羸，补五内，益气力，长肌肉，填髓脑。久服轻身，不老。叶名青蘘。

麻　蕡

一名麻勃。味辛平，生川泽。治七伤，利五脏，下血寒气，多食令人见鬼狂走。久服通神明，轻身。麻子，补中益气。久服肥健不老。

卷 中

雄 黄

一名黄食石。味苦平，生山谷。治寒热，鼠瘘，恶疮，疽，痔，死肌，杀精物，恶鬼，邪气，百虫，毒肿，胜五兵。炼食之，轻身，神仙。

雌 黄

味辛平，生山谷。治恶疮头秃，痂疥，杀毒虫虱，身痒，邪气，诸毒蚀。炼之，久服轻身，增年不老。

石 钟 乳

味甘温，生山谷。治咳逆上气，明目，益精，安五脏，通百节，利九窍，下乳汁。

殷 蘖

一名姜石。味辛温，生山谷。治烂伤，瘀血，泄痢，寒热，鼠瘘，癥瘕，结气。

孔 公 孽

味辛温，生山谷。治伤食不化，邪结气，恶疮，疽瘘痔，利九窍，下乳汁。

石 硫 黄

味酸温，生谷中。治妇人阴蚀，疽痔，恶血，坚筋，头秃。能化金银铜铁奇物。

凝 水 石

一名白水石。味辛寒，生山谷。治身热，腹中积聚邪气，皮中如火烧烂，烦满。水饮之。久服不饥。

石 膏

味辛微寒，生山谷。治中风寒热，心下逆气，惊喘，口干舌焦不能息，腹中坚痛，除邪鬼，产乳，金创。

阳 起 石

一名白石。味咸微温，生山谷。治崩中，漏下，破子脏中血，癥瘕，结气，寒热，腹痛，无子，阴阳痿不合，补不足。

磁 石

一名玄石。味辛寒，生川谷。治周痹，风湿肢节中痛，不可持物，洗洗酸痟，除大热烦满，及耳聋。

理 石

一名立制石。味辛寒，生山谷。治身热，利胃，解烦，益精，明目，破积聚，去三虫。

长 石

一名方石。味辛寒，生山谷。治身热，四肢寒厥，利小便，通血脉，明目，去翳眇，去三虫，杀蛊毒。久服不饥。

肤 青

味辛平，生川谷。治蛊毒、毒蛇、菜肉诸毒，恶疮。

铁 落

味辛平，生平泽。治风热，恶疮，疡疽疮痂，疥气在皮肤中。铁：坚肌，耐痛。铁精：明目，化铜。

当 归

一名干归。味甘温，生川谷。治咳逆上气，温疟寒热洗洗在皮肤中，妇人漏下绝子，诸恶疮疡，金创。煮饮之。

防 风

一名铜芸。味甘温，生川泽。治大风头眩痛，恶风，风邪，目盲无所见，风行周身，骨节疼痹，烦满。久服轻身。

秦　艽

味苦平，生山谷。治寒热邪气，寒湿风痹，肢节痛，下水，利小便。

黄　芪

一名戴糁。味甘微温，生山谷。治痈疽，久败疮，排脓止痛，大风癞疾，五痔，鼠瘘，补虚，小儿百病。

吴茱萸

一名藙。味辛温，生川谷。温中下气止痛，咳逆，寒热，除湿血痹，逐风邪，开腠理。根：杀三虫。

黄　芩

一名腐肠。味苦平，生川谷。治诸热，黄疸，肠澼泄痢，逐水，下血闭，恶疮，疽蚀，火疡。

黄　连

一名王连。味苦寒，生川谷。治热气，目痛，眦伤，泣出，明目，肠澼，腹痛，下痢，妇人阴中肿痛。久服令人不忘。

五　味

味酸温，生山谷。益气，咳逆上气，劳伤羸瘦，补不足，强阴，益男子精。

决　明

味咸平，生川泽。治青盲，目淫，肤赤，白膜，眼赤痛泪出。久服益精光，轻身。

芍　药

味苦平，生川谷。治邪气腹痛，除血痹，破坚积，寒热，疝瘕，止痛，利小便，益气。

桔　梗

味辛微温，生山谷。治胸胁痛如刀刺，腹满，肠鸣幽幽，惊恐悸气。

干　姜

味辛温，生川谷。治胸满，咳逆上气，温中，止血，出汗，逐风湿痹，肠澼下痢，生者尤良。久服去臭气，通神明。

芎　䓖

味辛温，生川谷。治中风入脑头痛，寒痹，筋挛缓急，金创，妇人血闭无子。

蘼　芜

一名薇芜，味辛温，生川泽。治咳逆，定惊气，辟邪恶，除蛊毒鬼注，去三虫，久服通神。

藁　本

一名鬼卿，一名地新。味辛温，生山谷。治妇人疝瘕，除中寒肿痛，腹中急，除风头痛，长肌肤，悦颜色。

麻　黄

一名龙沙。味苦温，生川谷。治中风，伤寒头痛，温疟，发表出汗，去邪热气，止咳逆上气，除寒热，破癥坚积聚。

葛　根

一名鸡齐根。味甘平，生川谷。治消渴，身大热，呕吐，诸痹，起阴气，解诸毒。葛谷：治下痢十岁以上。

知　母

一名蚔母，一名连母，一名野蓼，一名地参，一名水参，一名水浚，一名货母，一名蝭母。味苦寒，生川谷。治消渴热中，除邪气，肢体浮肿，下水，补不足，益气。

贝　母

一名空草。味辛平。治伤寒，烦热，淋沥，邪气，疝瘕，喉痹乳难，金创，风痉。

栝　楼

一名地楼。味苦寒，生川谷。治消渴，身热烦满，大热，补虚，安中，续绝伤。

丹 参

一名郄蝉草。味苦微寒，生川谷。治心腹邪气，肠鸣幽幽如走水，寒热，积聚，破癥除瘕，止烦满，益气。

龙 眼

一名益智。味甘平，生山谷。治五脏邪气，安志厌食，久服强魂魄，聪察，轻身不老，通神明。

厚 朴

味苦温，生山谷。治中风，伤寒，头痛，寒热，惊气，血痹，死肌，去三虫。

猪 苓

一名豭猪屎，味甘平，生山谷。治痎疟，解毒，蛊注不祥，利水道。久服轻身耐老。

竹 叶

味苦平。治咳逆上气，溢筋，恶疡，杀小虫。根：作汤，益气止渴，补虚，下气。汁：治风痓，痹。实：通神明，轻身，益气。

枳 实

味苦寒，生川泽。治大风在皮肤中如麻豆苦痒，除寒热，热结，止痢，长肌肉，利五脏，益气，轻身。

玄 参

一名重台。味苦微寒，生川谷。治腹中寒热积聚，女子产乳余疾，补肾气，令人目明。

沙 参

一名知母。味苦微寒，生川谷。治血积，惊气，除寒热，补中，益肺气。久服利人。

苦 参

一名水槐，一名苦蘵。味苦寒，生山谷。治心腹结气，癥瘕积聚，黄疸，溺有余沥，逐水，除痈肿，补中，明目，止泪。

续 断

一名龙豆，一名属折。味苦微温，生山谷。治伤寒，补不足，金创，痈伤，折跌，续筋骨，妇人乳难，久服益气力。

山茱萸

一名蜀枣。味酸平，生山谷。治心下邪气，寒热，温中，逐寒湿痹，去三虫。久服轻身。

桑根白皮

味甘寒，生山谷。治伤中，五劳六极，羸瘦，崩中，脉绝，补虚，益气。叶：除寒热，出汗。桑耳：黑者，治女子漏下赤白

汁，血病，癥瘕，积聚，腹痛，阴阳寒热，无子。五木耳：名
檽，益气，不饥，轻身，强志。

松 萝

一名女萝。味苦平，生川谷。治瞋怒，邪气，止虚汗，出风
头，女子阴寒肿痛。

白 棘

一名棘针。味辛寒，生川谷。治心腹痛，痈肿，溃脓，止痛。

狗 脊

一名百枝。味苦平，生川谷。治腰背强，关机缓急，周痹，寒
湿膝痛，颇利老人。

萆 薢

味苦平，生山谷。治腰背痛，强骨节，风寒湿周痹，恶疮不
瘳，热气。

通 草

一名附支。味辛平，生山谷。去恶虫，除脾胃寒热，通利九
窍、血脉、关节，令人不忘。

石 韦

一名石䩹。味苦平，生山谷。治劳热，邪气，五癃闭不通，
利小便水道。

瞿　麦

一名巨句麦。味苦寒，生川谷。治关格，诸癃结，小便不通，出刺，决痈肿，明目去翳，破胎堕子，下闭血。

败　酱

一名鹿肠。味苦平，生川谷。治暴热火疮，赤气，疥瘙疽痔，马鞍热气。

秦　皮

味苦微寒，生川谷。治风寒湿痹，洗洗寒气，除热，目中青翳，白膜。久服头不白，轻身。

白　芷

一名芳香。味辛温，生川谷。治女人漏下赤白，血闭，阴肿，寒热，风头侵目泪出，长肌肤润泽，可作面脂。

杜　若

一名杜蘅。味辛微温，生川泽。治胸胁下逆气，温中，风入脑户，头肿痛，多涕，泪出。久服益精，明目，轻身。

蘖　木

一名檀桓。味苦寒，生山谷。治五脏肠胃中结气热，黄疸，肠痔，止泄痢，女子漏下赤白，阴阳蚀疮。

栀 子

一名木丹。味苦寒，生川谷。治五内邪气，胃中热气，面赤，酒皰皶鼻，白癞，赤癞，疮疡。

合 欢

味甘平，生川谷。安五脏，和心志，令人欢乐无忧。久服轻身明目，得所欲。

卫 矛

一名鬼箭。味苦寒，生山谷。治女子崩中下血，腹满，汗出，除邪，杀鬼毒蛊注。

紫 葳

味酸微寒，生川谷。治妇人乳余疾，崩中，癥瘕，血闭，寒热，羸瘦，养胎。

芜 荑

一名无姑，一名蕨瑭。味辛平，生川谷。治五内邪气，散皮肤骨节中淫淫行毒，去三虫，化食。

紫 草

一名紫丹，一名紫芺。味苦寒，生山谷。治心腹邪气，五疸，补中益气，利九窍，通水道。

紫 菀

味苦温，生山谷。治咳逆上气，胸中寒热结气，去蛊毒，痿蹙，安五脏。

白 鲜

味苦寒，生川谷。治头风，黄疸，咳逆，淋沥，女子阴中肿痛，湿痹死肌，不可屈伸起止行步。

白 薇

味苦平，生川谷。治暴中风，身热，肢满，忽忽不知人，狂惑邪气，寒热酸疼，温疟洗洗，发作有时。

薇 衔

一名麋衔。味苦平，生川泽。治风湿痹，历节痛，惊痫，吐舌，悸气，贼风，鼠瘘，痈肿。

葈 耳

一名胡枲，一名地葵。味甘温。治风头寒痛，风湿周痹，四肢拘挛痛，恶肉死肌，久服益气，耳目聪明，强志轻身。

茅 根

一名菅根，一名茹根。味甘寒，生山谷。治劳伤虚羸，补中益气，除瘀血，血闭，寒热，利小便。其苗：下水。

百 合

味甘平，生川谷。治邪气腹胀心痛，利大小便，补中益气。

酸 浆

一名酢浆。味酸平，生川泽。治热烦满，定志，益气，利水道，产难吞其实，立产。

蠡 实

一名剧草，一名三坚，一名豕首。味甘平，生川谷。治皮肤寒热，胃中热气，风寒湿痹，坚筋骨，令人嗜食。久服轻身。花叶，去白虫。

王 孙

味苦平，生川谷。治五脏邪气，寒湿痹，四肢疼酸，膝冷痛。

爵 床

味咸寒，生川谷。治腰脊痛不得着床，俯仰艰难，除热，可作浴汤。

王 瓜

一名土瓜。味苦寒，生平泽。治消渴，内痹，瘀血，月闭，寒热，酸疼，益气，愈聋。

马 先 蒿

一名马矢蒿。味苦平，生川泽。治寒热鬼注，中风湿痹，女子带下病，无子。

蜀 羊 泉

味苦微寒，生川谷。治头秃恶疮，热气疥瘙，痂癣虫。

积 雪 草

味苦寒，生川谷。治大热，恶疮，痈疽，浸淫，赤熛，皮肤赤，身热。

水 萍

一名水花。味辛寒，生池泽。治暴热身痒，下水气，胜酒，长须发，止消渴。久服轻身。

海 藻

一名落首。味苦寒，生池泽。治瘿瘤气，颈下核，破散结气，痈肿，癥瘕，坚气，腹中上下鸣，下十二水肿。

假 苏

一名鼠蓂。味辛温，生川泽。治寒热，鼠瘘，瘰疬生疮，结聚气破散之，下瘀血，除湿痹。

犀 角

味苦寒，生川谷。治百毒蛊注，邪鬼，瘴气，杀钩吻、鸩羽、蛇毒，除邪，不迷惑，魇寐。久服轻身。

羚 羊 角

味咸寒，生川谷。明目，益气，起阴，去恶血注下，辟虫毒、恶鬼不祥，安心气，常不魇寐。久服强筋骨轻身。

羖 羊 角

味咸温，生川谷。治青盲，明目，杀疥虫，止寒泄，辟狼，止惊悸。久服安心，益气力，轻身。

白 马 茎

味咸平，生平泽。治伤中脉绝，阴不起，强志，益气，长肌肉肥健，生子。眼：治惊痫，腹满，疟疾。悬蹄：治惊痫，瘛疭，乳难，辟恶气，鬼毒，蛊注不祥。

牡狗阴茎

一名狗精。味咸平，生平泽。治伤中，阴痿不起，令强热。大，生子，除女子带下十二疾。胆：明目。

鹿 茸

味甘温。治漏下，恶血，寒热，惊痫，益气，强志，生齿，不老。角：治恶疮，痈肿，逐邪恶气，留血在阴中。

伏 翼

一名蝙蝠。味咸平，生川谷。治目瞑，明目，夜视有精光。久服令人喜乐，媚好无忧。

猬 皮

味苦平，生川谷。治五痔，阴蚀，下血赤白，五色血汁不止，阴肿痛引腰背。酒煮杀之。

石 龙 子

一名蜥蜴。味咸寒，生川谷。治五癃邪结气，破石淋，下血，利小便、水道。

露 蜂 房

一名蜂场。味苦平，生山谷。治惊痫，瘛疭，寒热邪气癫疾，鬼精蛊毒，肠痔。火熬之良。

樗 鸡

味苦平，生川谷。治心腹邪气，阴痿，益精强志，生子，好色，补中，轻身。

蚱 蝉

味咸寒，生杨柳上。治小儿惊痫，夜啼，癫病，寒热。

白 僵 蚕

味咸平，生平泽。治小儿惊痫，夜啼，去三虫，灭黑皯，令人面色好，男子阴疡病。

木 虻

一名魂常。味苦平，生川泽。治目赤痛，眦伤泪出，瘀血，血闭，寒热，酸惭，无子。

蜚 虻

味苦微寒，生川谷。逐瘀血，破下血积，坚痞，癥瘕，寒热，通利血脉及九窍。

蜚 廉

味咸寒，生川泽。治血瘀，癥坚，寒热，破积聚，喉咽痹，内塞无子。

桑 螵 蛸

一名蚀肬。味咸平，生桑枝上。治伤中，疝瘕，阴痿，益精，生子，女子血闭，腰痛，通五淋，利小便水道。采蒸之。

䗪 虫

一名地鳖。味咸寒，生川泽。治心腹寒热洗洗，血积，癥瘕，破坚，下血闭，生子大良。

蛴 螬

一名蟦蛴。味咸微温，生平泽。治恶血，血瘀痹气，破折血在胁下坚满痛，月闭，目中淫肤，青翳白膜。

蛞 蝓

一名陵蠡。味咸寒，生池泽。治贼风㖞僻，轶筋及脱肛，惊痫，挛缩。

水 蛭

味咸平，生池泽。治恶血，瘀血，月闭，破血瘕，积聚，无子，利水道。

海 蛤

一名魁蛤。味苦平，生池泽。治咳逆上气，喘息烦满，胸痛，寒热。文蛤：治恶疮，蚀五痔。

龟 甲

一名神屋。味咸平，生池泽。治漏下赤白，破癥瘕，痎疟，五痔，阴蚀，湿痹，四肢重弱，小儿囟不合。久服轻身不饥。

鳖 甲

味咸平，生池泽。治心腹癥瘕，坚积，寒热，去痞息肉，阴蚀，痔，恶肉。

鲍鱼甲

味辛微温，生池泽。治心腹癥瘕，伏坚积聚，寒热，女子崩中，下血五色，小腹阴中相引痛，疮疥，死肌。

乌贼鱼骨

味咸微温，生池泽。治女子漏下赤白经汁，血闭，阴蚀肿痛，寒热，癥瘕，无子。

蟹

味咸寒，生池泽。治胸中邪气，热结痛，喝僻，面肿，败漆。烧之致鼠。

梅实

味咸平，生川谷。下气，除热烦满，安心，肢体痛，偏枯不仁，死肌，去青黑痣、恶疾。

蓼实

味辛温，生川泽。明目，温中，耐风寒，下水气，面目浮肿，痈疡。马蓼：去肠中蛭虫，轻身。

葱实

味辛温，生平泽。明目，补中不足。其茎中作治汤，治伤寒，寒热，出汗，中风，面目肿。薤：治金创，创败，轻身，不饥，耐老。

水　苏

味辛微温，生池泽。下气，杀谷，除饮食，辟口臭，去毒，辟恶气，久服通神明，轻身，耐老。

大豆黄卷

味甘平，生平泽。治湿痹，筋挛，膝痛。生大豆：涂痈肿，煮饮汁，杀鬼毒，止痛。赤小豆：下水，排痈肿脓血。

卷 下

青琅玕

一名石珠。味辛平，生平泽。治身痒，火疮，痛伤，疥瘙，死肌。

礜石

一名青分石，一名立制石，一名固羊石。味辛大热，生山谷。治寒热，鼠瘘，蚀疮，死肌，风痹，腹中坚，邪气，除热。

代赭

一名须丸。味苦寒，生山谷。治鬼注，贼风，蛊毒，杀精物恶鬼，腹中毒邪气，女子赤沃漏下。

卤碱

味苦寒，生池泽。治大热，消渴，狂烦，除邪及吐下蛊毒，柔肌肤。戎盐：明目，目痛，益气，坚肌骨，去毒蛊。大盐：令人吐。

白垩

味苦温，生山谷。治女子寒热，癥瘕，月闭，积聚，阴肿痛，漏下，无子。

铅 丹

味辛微寒，生平泽。治咳逆，胃反，惊痫，癫疾，除热下气，炼化还成九光。久服通神明。

粉 锡

一名解锡。味辛寒，生山谷。治伏尸毒螫，杀三虫。锡镜鼻：治女子血闭癥瘕，伏肠，绝孕。

石 灰

一名恶灰。味辛温，生川谷。治疽疡，疥瘙，热气，恶疮，癫疾，死肌，堕眉，杀痔虫，去黑子息肉。

冬 灰

一名藜灰。味辛微温，生川泽。治黑子，去疣，息肉、疽蚀，疥瘙。

大 黄

味苦寒，生山谷。下瘀血，血闭，寒热，破癥瘕，积聚，留饮宿食，荡涤肠胃，推陈致新，通利水谷，调中化食，安和五脏。

蜀 椒

味辛温，生川谷。治邪气咳逆，温中，逐骨节皮肤死肌，寒湿痹痛，下气。久服之头不白，轻身增年。

莽　草

味辛温，生山谷。治风头，痈肿，乳痈，疝瘕，除结气，疥瘙，虫疽疮，杀虫鱼。

郁　核

一名爵李。味酸平，生川谷。治大腹水肿，面目四肢浮肿，利小便水道。根，治齿断肿、龋齿、坚齿。鼠李：治寒热，瘰疬疮。

巴　豆

一名巴椒。味辛温，生川谷。治伤寒，温疟，寒热，破癥瘕，结坚积聚，留饮，痰癖，大腹水胀，荡练五脏六腑，开通闭塞，利水谷道，去恶肉，除鬼蛊毒注邪物，杀虫鱼。

甘　遂

一名主田。味苦寒，生川谷。治大腹疝瘕，腹满，面目浮肿，留饮宿食，破癥坚积聚，利水谷道。

葶　苈

一名大室，一名大适。味辛寒，生平泽。治癥瘕积聚，结气，饮食寒热，破坚逐邪，通利水道。

大　戟

一名印钜。味苦寒。治蛊毒，十二水，腹满急痛，积聚，中风，皮肤疼痛，吐逆。

泽 漆

味苦微寒，生川泽。治皮肤热，大腹水气，四肢面目浮肿，丈夫阴气不足。

芫 花

一名去水。味辛温，生川谷。治咳逆上气，喉鸣喘，咽肿，气短，蛊毒，鬼疟，疝瘕，痈肿，杀虫鱼。

莞 花

味苦寒，生川谷。治伤寒，温疟，下十二水，破积聚，大坚，癥瘕，荡涤肠胃中留癖，饮食寒热邪气，利水道。

旋 覆 花

一名金沸草，一名盛椹。味咸温，生川谷。治结气，胁下满，惊悸，除水，去五脏间寒热，补中下气。

钩 吻

一名野葛。味辛温，生山谷。治金疮，乳痉，中恶风，咳逆上气，水肿，杀鬼注蛊毒。

狼 毒

一名续毒。味辛平，生山谷。治咳逆上气，破积聚饮食，寒热水气，恶疮，鼠瘘，疽蚀，鬼精，蛊毒，杀飞鸟走兽。

鬼 臼

一名爵犀，一名马目毒公，一名九臼。味辛温，生山谷。杀蛊毒、鬼注、精物，辟恶气不祥，逐邪，解百毒。

萹 蓄

味苦平，生山谷。治浸淫、疥瘙、疽，痔，杀三虫。

商 陆

一名葛根，一名夜呼。味辛平，生川谷。治水胀，疝瘕，痹，熨除痈肿，杀鬼精物。

女 青

一名雀瓢。味辛平，生山谷。治蛊毒，逐邪恶气，杀鬼，温疟，辟不祥。

天 雄

一名白幕。味辛温，生山谷。治大风，寒湿痹，历节痛，拘挛缓急，破积聚，邪气，金疮，强筋骨，轻身，健行。

乌 头

一名奚毒，一名即子，一名乌喙。味辛温，生山谷。治中风，恶风洗洗，出汗，除寒湿痹，咳逆上气，破积聚，寒热。其汁：煎之，名射罔，杀禽兽。

附 子

味辛温，生山谷。治风寒咳逆，邪气，温中，金疮，破癥坚积聚，血瘕，寒湿踒躄，拘挛，膝痛不能行步。

羊 踯 躅

味辛温，生川谷。治贼风在皮肤中淫淫痛，温疟，恶毒，诸痹。

茵 芋

味苦温，生川谷。治五脏邪气，心腹寒热羸瘦，疟状发作有时，诸关节风湿痹痛。

射 干

一名乌扇，一名乌蒲。味苦平，生川谷。治咳逆上气，喉痹咽痛，不得消息，散结气，腹中邪逆，食饮大热。

鸢 尾

味苦平，生山谷。治蛊毒，邪气，鬼注诸毒，破癥瘕积聚，去水，下三虫。

皂 荚

味辛温，生川谷。治风痹，死肌，邪气，风头泪出，下水，利九窍，杀鬼精物。

楝 实

味苦寒，生山谷。治温疾，伤寒，大热烦狂，杀三虫，疥疡，利小便水道。

柳 花

一名柳絮。味苦寒，生川泽。治风水，黄疸，面热黑。叶：治马疥痂疮。实：溃痈，逐脓血。子汁，疗渴。

桐 叶

味苦寒，生山谷。治恶蚀疮著阴。皮：治五痔，杀三虫。花：敷猪疮，肥大三倍。

梓 白 皮

味苦寒，生山谷。治热，去三虫。花叶，捣敷猪疮，肥大易养三倍。

恒 山

一名互草。味苦寒，生川谷。治伤寒寒热，热发，温疟，鬼毒，胸中痰结，吐逆。

蜀 漆

味辛平，生川谷。治疟及咳逆寒热，腹中癥坚，痞结，积聚，邪气，蛊毒，鬼注。

青　葙

一名草蒿，一名萋蒿。味苦微寒，生平谷。治邪气皮肤中热，风瘙身痒，杀三虫。子，名草决明，疗唇口青。

半　夏

一名地文，一名水玉。味辛平，生川谷。治伤寒寒热，心下坚，下气，喉咽肿痛，头眩，胸胀，咳逆，肠鸣，止汗。

款　冬

一名橐吾，一名颗东，一名虎须，一名菟奚。味辛温，生山谷。治咳逆上气，善喘，喉痹，诸惊痫，寒热邪气。

牡　丹

一名鹿韭，一名鼠姑。味辛寒，生山谷。治寒热，中风，瘈疭，痉，惊痫，邪气，除癥坚，瘀血，留舍肠胃，安五脏，治痈疮。

防　己

一名解离。味辛平，生川谷。治风寒，温疟，热气，诸痫，除邪，利大小便。

巴　戟　天

味辛微温，生山谷。治大风邪气，阴痿不起，强筋骨，安五脏，补中，增志，益气。

石 南 草

一名鬼目。味辛平，生山谷。养肾气，内伤阴衰，利筋骨皮毛。实：杀蛊毒，破积聚，逐风痹。

女 菀

味辛温，生川谷。治风寒洗洗，霍乱，泄痢，肠鸣上下无常处，惊痫，寒热，百疾。

地 榆

味苦微寒，生山谷。治妇人乳痓痛，七伤，带下病，止痛，除恶肉，止汗，治金创。

五 加

一名豺漆。味辛温。治心腹疝气，腹痛，益气，治躄，小儿不能行，疽疮，阴蚀。

泽 兰

一名虎兰，一名龙枣。味苦微温，生池泽。治乳妇内衄，中风余疾，大腹水肿，身面四肢浮肿，骨节中水，金创，痈肿疮脓血。

黄 环

一名陵泉，一名大就。味苦平，生山谷。治蛊毒，鬼注，鬼魅，邪气在脏中，除咳逆寒热。

紫 参

一名牡蒙。苦寒，生山谷。治心腹积聚，寒热邪气，通九窍，利大小便。

藋 菌

一名藋芦。味咸平，生池泽。治心痛，温中，去长虫，白癣，蛲虫，蛇螫毒，癥瘕，诸虫。

连 翘

一名异翘，一名兰华，一名折根，一名轵，一名三廉。味苦平，生山谷。治寒热，鼠瘘，瘰疬，痈肿，恶疮，瘿瘤，结热，蛊毒。

白头翁

一名野长人，一名胡王使者。味苦温，无毒，生川谷。治温疟，狂易，寒热，癥瘕，积聚，瘿气，逐血，止痛，治金疮。

贯 众

一名贯节，一名贯渠，一名百头，一名虎卷，一名扁苻。味苦微寒，生山谷。治腹中邪热气，诸毒，杀三虫。

狼 牙

一名牙子。味苦寒，生川谷。治邪气，热气，疥瘙，恶疡，疮痔，去白虫。

藜 芦

一名葱苒。味辛寒，生山谷。治蛊毒，咳逆，泄痢，肠澼，头疡，疥瘙，恶疮，杀诸虫毒，去死肌。

茼 茹

味辛寒，生川谷。治蚀恶肉，败疮，死肌，杀疥虫，排脓恶血，除大风热气，善忘不乐。

羊 桃

一名鬼桃，一名羊肠。味苦寒，生川谷。治熛热，身暴赤色，风水积聚，恶疡，除小儿热。

羊 蹄

一名东方宿，一名连虫陆，一名鬼目。味苦寒，生川泽。治头秃，疥瘙，除热，女子阴蚀。

鹿 藿

味苦平，生山谷。治蛊毒，女子腰腹痛，不乐，肠痈，瘰疬，疡气。

牛 扁

味苦微寒，生川谷。治身皮疮热气，可作浴汤，杀牛虱小虫，又治牛病。

陆 英

味苦寒，生川谷。治骨间诸痹，四肢拘挛疼酸，膝寒痛，阴痿，短气不足，脚肿。

白 蔹

一名菟核，一名白草。味苦平，生山谷。治痈肿，疽疮，散结气，止痛，除热，目中赤，小儿惊痫，温疟，女子阴中肿痛。

白 及

一名甘根，一名连及草。味苦平，生川谷。治痈肿，恶疮，败疽，伤阴，死肌，胃中邪气，贼风鬼击，痱缓不收。

蛇 全

一名蛇衔。味苦微寒，生山谷。治惊痫，寒热邪气，除热，金创，疽，痔，鼠瘘，恶疮，头伤。

草 蒿

一名青蒿，一名方溃。味苦寒，生川泽。治疥瘙痂痒，恶疮，杀虱，留热在骨节间，明目。

雷 丸

味苦寒，生山谷。杀三虫，逐毒气，胃中热，利丈夫，不利女子。作膏，摩小儿百病。

溲 疏

味辛寒，生川谷。治身皮肤中热，除邪气，止遗溺。可作浴汤。

药 实 根

一名连木。味辛温，生山谷。治邪气，诸痹疼酸，续绝伤，补骨髓。

飞 廉

一名飞轻。味苦平，生川泽。治骨节热，胫重酸疼。久服令人轻身。

淫 羊 藿

一名刚前。味辛寒，生山谷。治阴痿，绝伤，茎中痛，利小便，益气力，强志。

虎 掌

味苦温，生山谷。治心痛，寒热，结气，积聚，伏梁，伤筋痿，拘缓，利水道。

莨 菪 子

一名横唐。味苦寒，生川谷。治齿痛，出虫，肉痹拘急，使人健行，见鬼，多食令人狂走。久服轻身，走及奔马，强志，益力，通神。

栾　花

味苦寒，生山谷。治目痛泣出，伤眦，消目肿。

蔓　椒

一名豕椒。味苦温，生川谷。治风寒湿痹，历节疼痛，除四肢厥气，膝痛。

荩　草

味苦平，生川谷。治久咳上气喘逆，久寒惊悸，痂疥，白秃疡气，杀皮肤小虫。

夏枯草

一名夕句，一名乃东。味苦寒，生川谷。治寒热，瘰疬，鼠瘘，头疮，破癥，散瘿结气，脚肿湿痹，轻身。

乌　韭

味甘寒，生山谷。治皮肤往来寒热，利小肠膀胱气。

蚤　休

一名螫休。味苦微寒，生川谷。治惊痫摇头弄舌，热气在腹中，癫疾，痈疮，阴蚀，下三虫，去蛇毒。

石长生

一名丹草。味咸微寒，生山谷。治寒热，恶疮大热，辟鬼气不祥。

姑　活

一名冬葵子。味甘温，生川泽。治大风邪气，湿痹寒痛。久服轻身，益寿耐老。

别　羁

味苦微温，生川谷。治风寒湿痹，身重四肢疼酸，寒邪历节痛。

石下长卿

一名徐长卿。味咸平，生池泽。治鬼注精物，邪恶气，杀百精蛊毒，老魅注易，亡走啼哭，悲伤恍惚。

翘　根

味甘寒，生平泽。下热气，益阴精，令人面悦好，明目。久服轻身，耐老。

屈　草

味苦微寒，生川泽。治胸胁下痛，邪气，肠间寒热，阴痹。久服轻身，益气，耐老。

淮　木

一名百岁城中木。味苦平，生平泽。治久咳上气，伤中虚羸，女子阴蚀，漏下，赤白沃。

六畜毛蹄甲

味咸平，生平谷。治鬼注，蛊毒，寒热，惊痫，痉，癫疾狂走。骆驼毛尤良。鼺鼠：堕胎，生乳易。

麋脂

一名宫脂。味辛温，生山谷。治痈肿，恶疮，死肌，寒风湿痹，四肢拘缓不收，风头肿气通腠理。

豚卵

一名豚颠。味甘温。治惊痫，癫疾，鬼注，蛊毒，除寒热，贲豚，五癃，邪气挛缩。猪悬蹄：治五痔，伏肠，肠痈，内蚀。

燕矢

味辛平，生平谷。治蛊毒，鬼注，逐不祥邪气，破五癃，利小便。

天鼠矢

一名鼠姑，一名石肝。味辛寒，生山谷。治面痈肿，皮肤洗洗时痛，腹中血气，破寒热积聚，除惊悸。

虾蟆

味辛寒，生池泽。治邪气，破癥坚血，痈肿，阴疮，服之不患热病。

石　蚕

一名沙虱。味咸寒，生池泽。治五癃，破石淋，堕胎。肉：解结气，利水道，除热。

蛇　蜕

一名龙子衣，一名蛇符，一名龙子单衣，一名弓皮。味咸平，生川谷。治小儿百二十种惊痫，瘈疭，癫疾，寒热，肠痔，虫毒，蛇痫。火熬之良。

蜈　蚣

味辛温，生川谷。治鬼注，蛊毒，啖诸蛇虫鱼毒，杀鬼物老精，温疟，去三虫。

马　陆

一名百足。味辛温，生川谷。治腹中大坚癥，破积聚，息肉，恶疮，白秃。

蠮　螉

味辛平，生川谷。治久聋，咳逆，毒气，出刺，出汗。

雀　瓮

一名躁舍。味甘平，生树枝间。治小儿惊痫，寒热，结气。蛊毒，鬼注。

彼 子

味甘温，生山谷。治腹中邪气，去三虫，蛇螫，蛊毒，鬼注伏尸。

鼠 妇

一名蟠负，一名伊威。味酸温，生平谷。治气癃，不得小便，妇人月闭，血瘕，痫痉，寒热，利水道。

荧 火

一名夜光。味辛微温，生池泽。明目，小儿火疮，伤热气，蛊毒，鬼注，通神精。

衣 鱼

一名白鱼。味咸温，生平泽。治妇人疝瘕，小便不利，小儿中风，项强，皆宜摩之。

白颈蚯蚓

味咸寒，生平土。治蛇瘕，去三虫，伏尸，鬼注，蛊毒，杀长虫，仍自化作水。

蝼 蛄

一名蟪姑，一名天蝼，一名螜。味咸寒，生平泽。治产难，出肉中刺，溃痈肿，下哽噎，解毒，除恶疮。夜出者良。

蜣 螂

一名蛣蜣。味咸寒，生池泽。治小儿惊痫，瘈疭，腹胀，寒热，大人癫疾，狂易。火熬之良。

斑 蝥

一名龙尾。味辛寒，生川谷。治寒热，鬼注，蛊毒，鼠瘘，恶疮，疽蚀，死肌，破石癃。

地 胆

一名蚖青，味辛寒，生川谷。治鬼注，寒热，鼠瘘，恶疮，死肌，破癥瘕，堕胎。

马 刀

味辛微寒，生池泽。治漏下赤白，寒热，破石淋，杀禽兽，贼鼠。

贝 子

味咸平，生池泽。治目翳，鬼注，蛊毒，腹痛，下血，五癃，利水道。烧用之良。

杏 核

味甘温，生川谷。治咳逆上气，雷鸣，喉痹，下气，产乳，金创，寒心，奔豚。

桃　核

味苦平，生川谷。治瘀血，血闭瘕邪气，杀小虫。桃花：杀注恶鬼，令人好色。桃枭：杀百鬼精物。桃毛：下血瘕，寒热，积聚，无子。桃蠹：杀鬼，辟不祥。

苦　瓠

味苦寒，生川泽。治大水，面目四肢浮肿，下水，令人吐。

水　靳

一名水英。味甘平，生池泽。治女子赤沃，止血，养精，保血脉，益气，令人肥健嗜食。

腐　婢

味辛平。治痎疟，寒热，邪气，泄痢，阴不起，病酒头痛。